NOUVEAU MOYEN DE GUÉRIR

LES

FISTULES LACRYMALES

ET LES

LARMOIEMENTS CHRONIQUES

Réputés Incurables,

PROPOSÉ PAR M. LE DOCTEUR

PAUL BERNARD,

Professeur de chirurgie oculaire à l'Ecole Pratique de médecine de Paris,
chirurgien de l'Institut Ophthalmique, membre de la Société Académique des sciences physiques et médicales de Seine-et-Marne,
membre correspondant du cercle médico-chirurgical
de Bruxelles, de la Société de médecine pratique de la province d'Anvers, etc.

Sublatâ causâ tollitur effectus.

PARIS,

CHEZ GERMER-BAILLIÈRE, LIBRAIRE-ÉDITEUR,

17, RUE DE L'ECOLE-DE-MÉDECINE.

Et chez l'auteur:

RUE DE L'OBSERVANCE, 6 (Ecole-de-Médecine).

1843

NOUVEAU MOYEN DE GUÉRIR

LES

FISTULES LACRYMALES

ET LES

LARMOIEMENTS CHRONIQUES

Réputés Incurables,

PROPOSÉ PAR M. LE DOCTEUR

PAUL BERNARD,

Professeur de chirurgie oculaire à l'Ecole Pratique de médecine de Paris , chirurgien de l'Institut Ophthalmique, membre de la Société Académique des sciences physiques et médicales de Seine-et-Marne, membre correspondant du cercle médico-chirurgical de Bruxelles, de la Société de médecine pratique de la province d'Anvers, etc.

Sublata causâ tollitur effectus.

PARIS,

CHEZ GERMER-BAILLIÈRE, LIBRAIRE-ÉDITEUR,

17, RUE DE L'ECOLE-DE-MÉDECINE.

Et chez l'auteur :

RUE DE L'OBSERVANCE, 6 (Ecole-de-Médecine).

1843

Impr. de Hauquelin et Bautruche, rue de la Harpe, 90

NOUVEAU MOYEN DE GUÉRIR

LES

FISTULES LACRYMALES

ET LES

LARMOIEMENTS CHRONIQUES

RÉPUTÉS INCURABLES.

La connaissance des maladies si variées et si nombreuses de l'œil et de ses annexes, n'a que depuis bien peu d'années, en France, suivi l'impulsion de progrès donnée en Europe aux sciences naturelles ; et si l'Allemagne , la France, la Belgique et l'Angleterre ont rivalisé de zèle dans ces efforts scientifiques, et produit plusieurs travaux remarquables dans cette branche de l'art de guérir, il faut bien convenir, néanmoins, qu'il reste encore beaucoup à faire, beaucoup à étudier, beaucoup à apprendre.....

C'est surtout dans le traitement des maladies de l'appareil lacrymal que cette pénible vérité ressort davantage, car incontestablement, c'est la partie la moins avancée de l'ophthalmologie ; tout le monde en convient, et pourtant l'immense majorité des chirurgiens ne sort pas des anciens errements et suit, encore aujourd'hui, un *modus faciendi*, jugé depuis longtemps défectueux par l'expérience , au grand préjudice de l'art, des médecins et des malades.

La science qui apprend à guérir, l'emportera toujours sur

les plus ingénieuses théories, et même sur les préceptes des plus grands maîtres, si les uns et les autres n'ont pu soutenir l'épreuve inexorable du temps et des faits.

Ainsi, pour ne citer qu'un seul exemple à l'appui de cette assertion, nous nous bornerons à rappeler la fameuse canule à demeure, tant préconisée par le célèbre Dupuytren, dans le traitement des fistules lacrymales, et qui n'a pu même survivre de quelques années à la vogue universelle que lui avait conquise l'éclat d'un grand nom, et la réputation d'une habileté chirurgicale incontestée. Aujourd'hui, malgré le respect conservé pour le grand maître, tous les hommes consciencieux rejettent ce *moyen mécanique*, parce que ses avantages ne compensent point ses inconvénients, quelquefois même ses dangers, et que, si quelques malades ont été véritablement guéris *après* l'emploi de la canule, on peut affirmer sans crainte, qu'ils l'ont été non pas *à cause* d'elle, mais bien *malgré* elle.

L'extirpation partielle ou totale de la glande lacrymale n'est point une opération nouvelle ; elle a été pratiquée avec succès un certain nombre de fois, dans le cas de dégénérescence encéphaloïde ou carcinomateuse, par plusieurs praticiens distingués, et entre autres par MM. Guérin de Bordeaux, Charles Tood de Genève, O'beirne de Dublin, Carron du Villards en France, etc, etc.

Mais cette ablation avait été jusqu'à ce jour, à peu près exclusivement réservée et conseillée, pour les cas d'affection cancéreuse ou de dégénérescence de mauvaise nature.

Il fallait, d'après l'opinion de la majorité des praticiens, des dangers aussi graves que ceux pouvant résulter d'un cancer abandonné à lui-même, pour justifier une telle opération, et personne (que nous sachions au moins) n'avait conseillé ni exécuté avec succès sur l'homme vivant, l'extirpation de cette glande, dans les cas ci-dessus indiqués. Nous

croyons que ce conseil n'a été ni donné ni suivi; mais nous
le disons toutefois avec beaucoup de réserve, car l'idée de
cette opération nous semble si simple et si naturelle, que
nous avons peine à affirmer que d'autres chirurgiens n'en
aient pas été préoccupés comme nous ; seulement, nos recherches ont été vaines à ce sujet, dans les auteurs anciens
et modernes : ainsi, en 1838, M. Carron du Villards écrivait
dans son Guide pratique des maladies des yeux, t. 1er p. 399.
« Jusqu'à ce jour, l'on n'a trouvé aucun traitement qui pût
faire diminuer la sécrétion des larmes ; ce serait cependant
un grand service rendu à la thérapeutique des maladies des
yeux » (1).

Mais ce que nous savons bien, et ce que personne sans

---

(1) Notre honorable confrère et ami, M. le docteur Szokalski,
très-versé dans la littérature médicale Allemande, nous a affirmé
ne connaître aucun travail analogue au nôtre ; nous sommes
de plus autorisé par lui à dire que, depuis longtemps , il était à
la recherche d'un moyen efficace pour diminuer la sécrétion des
larmes, (tant il en sentait l'utilité !) et qu'il croyait l'avoir trouvé
dans *la ligature en masse* des conduits vecteurs, et dans l'atro-
phie de la glande lacrymale qui semblait en devoir être la conséquence, d'après les travaux des physiologistes modernes. Toutefois, nous devons ajouter, que M. le docteur Szokalski n'a point
mis à exécution son projet sur l'homme vivant, et que pourtant il
était sur la même voie d'induction que nous , quand il enlevait
la glande lacrymale à plusieurs lapins, et que ces animaux con-
servaient intacts leurs yeux et leurs fonctions visuelles. Ces ren-
seignements nous ont été transmis par M. Szokalski lui même, qui
nous a autorisé à les faire connaître, après lui avoir communiqué
nos recherches et le résultat heureux de notre opération sur
l'homme.

doute ne contestera, c'est que cette opération n'est point *pratiquée* dans les cas que nous indiquons, et qu'en appelant l'attention des praticiens sur ce point important de la chirurgie oculaire, et en leur présentant un succès à l'appui de nos idées théoriques, nous croyons faire une chose éminemment utile à la science et à l'humanité.

Voici, sommairement, par quel enchaînement d'inductions pratiques nous avons été conduit au résultat que nous signalons :

Depuis longtemps nous connaissions le procédé de *Nannoni*, dans le traitement des tumeurs et fistules lacrymales, et qui consiste, comme on sait, dans l'excision du sac lacrymal ou dans l'adhérence intime de ses parois, au moyen de l'inflammation déterminée par un caustique (alun, sublimé, nitrate d'argent). Plusieurs cas de guérison ont été depuis longtemps signalés et attribués à l'emploi de cette méthode ; mais pourtant, malgré cela, notre conviction n'était pas complète, et l'opinion de Scarpa qui s'est élevé avec force contre cette méthode, nous semblait aussi rationnelle que concluante.

« Les chirurgiens anciens, dit Scarpa (Traité des maladies des yeux, t. 1er, pag. 39), employaient beaucoup les topiques escharotiques, dans le traitement de la fistule lacrymale, mais ils ont eu tous le tort de ne pas borner leur usage aux seuls cas dans lesquels il est nécessaire de détruire les fongosités de la membrane interne du sac, et de déterminer le resserrement de ce réservoir ; ils les appliquaient dans tous les états de cette maladie, lors même qu'il n'y avait pas la moindre ulcération dans l'intérieur du sac, comme dans la première et la seconde période. Nannoni, le père, a poussé plus loin encore cette pratique *inconsidérée*. Ce chirurgien *détruisait entièrement* le sac lacrymal, avec les caustiques, pour le transformer en un corps solide et calleux ; et il agissait avec d'autant plus d'assurance, qu'il était persuadé qu'après cette transformation du sac, le larmoiement était impossible : personne assurément ne sera de son avis ; le résultat qu'il attendait est complétement en opposition avec la structure anatomique et les fonctions des voies lacrymales. Cet écrivain rapporte, il est vrai, l'exemple de plusieurs personnes guéries *sans aucun vestige de larmoiement* par cette méthode *vicieuse* ; mais on peut assurer, d'après les données anatomiques les plus certaines, que dans ces cas heureux, le caustique n'avait fait que détruire une portion de la surface interne du sac, sans effacer sa cavité et par conséquent sans fermer le passage des larmes dans la fosse nasale, ou que son action s'était étendue jusqu'à l'os unguis et à la membrane interne du nez, et avait ouvert aux larmes une route artificielle, pour ainsi dire, à la honte de l'opérateur, dont tous les efforts tendaient à laisser au malade UN LARMOIEMENT PERPÉTUEL. »

Ainsi, l'accident que Scarpa redoutait le plus, à la suite de la méthode de Nannoni, c'était surtout *un larmoiement perpétuel et incurable*, c'est-à-dire la substitution d'une maladie, ou au moins d'une incommodité aussi gênante que la première.

La science possède bien, il est vrai, quelques cas du reste assez rares, d'oblitération complète des points lacrymaux, congéniale ou traumatique, et non accompagnés de larmoiement ; mais soit que les larmes sécrétées en petite quantité s'évaporent au contact de l'air, soit qu'elles passent par d'autres voies d'absorption, que les plus habiles physiologistes n'ont pu encore, jusqu'à ce jour, déterminer d'une manière précise, toujours est-il que ce n'est pas ce qui a lieu dans la majorité des cas semblables, et qu'on ne peut rationnellement admettre, comme généralement bonne, une mé-

thode basée sur des faits particuliers et tout-à-fait exception-
nels.

« Une observation de fistule lacrymale, recueillie dans le
service de M. Maisonneuve, a fourni à M. Rognetta (Gazette
des hôpitaux, 1841) l'occasion de se livrer à des réflexions
bien sages, sur le traitement de cette affection. Il s'agissait
d'un homme sur lequel on avait, depuis deux ans, épuisé
inutilement les remèdes que l'auteur appelle *les meilleures
ressources de l'art,* savoir : sangsues au nombre de 60, fumigations par les narines, injections d'anel, pommades astrin-
gentes, etc. ; désespérant de cette méthode, le chirurgien a
employé une première fois le bistouri et la canule ; celle-ci
ayant déterminé des accidents, a dû être retirée ; puis une
seconde opération pareille a été faite, laquelle n'a pas mieux
réussi ; et enfin, le malade était encore à traiter comme dans
le principe.

« Je me suis élevé il y a longtemps, dit M. Rognetta, contre ce système généralement adopté, de traiter les tumeurs et
les fistules lacrymales (Cours d'ophthalmologie, p. 455) ; système faux, basé sur des principes erronés , qui exaspère ou
pallie la maladie sans la détruire. Je suis à même, aujour-
d'hui, d'appuyer sur un plus grand nombre de faits ma manière de voir.

« On ne voit communément dans la tumeur ou fistule lacrymale, qu'une simple *affection mécanique.* Le canal est
bouché, dit-on, il faut le désobstruer ; de là des sondes, des
canules, des sétons en permanence, etc. L'organisme a beau
se révolter contre une pareille conduite, par des réactions
plus ou moins fâcheuses, par l'intolérance de ces moyens,
par la reproduction presque constante de la maladie, on
ferme les yeux, on se contente de regarder le mal comme
rebelle, et l'on continue la routine reçue. Quelques personnes plus réfléchies prescrivent, il est vrai, avant que d'en

venir au bistouri, un traitement qu'elles appellent antiphlo-
gistique, et qui consiste, comme on vient de le voir, dans
les sangsues appliquées sur la tumeur, des fumigations chau-
des par le nez, etc... Mais sans réfléchir que les piqûres sur
les tissus enflammés agissent traumatiquement, exaspèrent
le mal, et que la chaleur des fumigations opère dans le même
sens, en stimulant, en congestionnant les tissus. On ne vise
du reste, par tous ces moyens, qu'à un seul but, à *déboucher*
le canal nasal, et lorsqu'on voit le mal marcher à grands
pas vers la suppuration, on a recours au bistouri, triste ressource, sur laquelle on disserte très-longuement aujourd'hui
comme d'une chose de première importance.

« *Cette pratique échoue presque constamment*, et cela
doit être; c'est qu'elle ne tient aucun compte de l'état dynamique de la maladie. Les personnes qui ont eu l'occasion
d'examiner sur le cadavre les conditions de l'affection dont
il s'agit, ont dû remarquer que le syphon lacrymal est généralement rétréci, par le boursouflement de sa membrane
muqueuse, boursouflement dépendant lui-même de l'inflammation chronique de sa substance, surtout de ses cryptes et
d'une sorte d'épaississement et d'infiltration du tissu sous-
muqueux. On comprend par là, comment le cours des larmes
doit être intercepté, et pourquoi les remèdes *mécaniques* ne
peuvent que nuire, en augmentant par leur irritation les in-
filtrations et le boursouflement; c'est comme si l'on voulait
guérir l'aménorrhée, par la présence d'un pessaire. »

« Extrait du 1er volume supplémentaire des annales d'o-
culistique, publié par M. Florent Cunier, 1842, pages 3, 4
et 5. »

Ainsi, c'est au traitement médical, que M. Rognetta accorde
une préférence à peu près exclusive « J'ai pensé, en effet,
dit-il (page 5), qu'en combattant la condition dynamique, en
dissipant la phlogose, à l'aide d'un traitement énergique, on ré-

tabliraitla sécrétion des cryptes, et conséquemment des fonctions naturelles du syphon ; depuis 4 à 5 ans que j'ai adopté cette pratique, j'ai guéri de la sorte tous les cas de tumeur ou fistule lacrymale qui me sont échus ; leur nombre est de huit ou neuf. » Enfin, suivant M. Biangini (Journal de la Société de Médecine de Bordeaux, 1840), le traitement de la fistule lacrymale devrait reposer sur des bases absolument contraires à celles adoptées jusqu'à ce jour : ainsi, pendant que tous les efforts des chirurgiens tendent à rétablir une libre communication entre les points lacrymaux et les fosses nasales, lui, au contraire, s'efforce d'oblitérer complétement les voies lacrymales, dans toute leur étendue, par une solide cicatrisation. La cautérisation du sac lacrymal serait donc le meilleur procédé à suivre pour la cure de la fistule lacrymale, et ce médecin appuie ses assertions sur sa *longue pratique* et celle du professeur Camicci. Voici le procédé qu'il propose : après avoir ouvert le sac lacrymal à la manière de Petit, on remplit sa cavité avec de la charpie enduite d'un corps gras et recouverte d'une couche de poudre de nitrate d'argent. On continue l'usage du caustique, jusqu'à ce que le gonflement morbide ait disparu, et l'on a soin de faire marcher la cicatrisation, du fond de la plaie à la périphérie, comme dans le traitement des autres trajets fistuleux.

L'on voit par cette dernière citation, que le procédé de M. Biangini n'est qu'une légère modification de la méthode de Nannoni, et que les objections élevées par Scarpa, entre autres, n'en subsistent pas moins dans toute leur force ; seulement nous ferons observer, que depuis fort longtemps, les médecins ophthalmologistes avaient considéré les caustiques, dans le traitement des fistules lacrymales, comme les plus puissants modificateurs des parois engorgées du sac lacrymal et du canal nasal ; leur persistance à les recommander en est la meilleure preuve ; toutefois, à côté de quelques succès dus, suivant Scarpa, à la modification, par leur usage, des parois du sac et du canal, *sans oblitération complète du passage des larmes dans la fosse nasale*, on devait craindre fort souvent, en cas d'oblitération complète, la substitution d'un *larmoiement perpétuel*.

Il fallait donc, pour assurer définitivement le succès, trouver un moyen certain de diminuer et même de supprimer la sécrétion des larmes ; l'ablation seule de la glande lacrymale pouvait remplir ce but, et offrir quelques chances de succès durable. Mais cette opération était-elle *innocente*, et la suppression de cet organe, sécréteur d'un fluide destiné à lubrifier l'œil, ne pouvait-elle pas amener la sécheresse de la conjonctive, et, par suite, des accidents plus graves et plus compromettants pour la vision, que le larmoiement et la fistule lacrymale elle-même ?

Sans doute, cette crainte a dû arrêter beaucoup d'opérateurs, et c'est probablement à elle qu'est due jusqu'à présent la lacune existant dans le traitement par les caustiques, et l'oblitération complète du sac, qui en est la fréquente conséquence.

Nous-même, nous partagions cette crainte, quand la réflexion, aidée de nombreuses recherches dans les auteurs, nous a conduit aux inductions suivantes :

1° Pour être nécessaire à l'œil, la glande lacrymale ne lui est point entièrement indispensable, ainsi que le prouvent les malades qui ont subi l'extirpation de cet organe, en conservant intacts leurs yeux et les fonctions visuelles ; déjà M. Magendie avait indiqué ce résultat, par plusieurs expériences concluantes sur les animaux.

2° L'extirpation de la glande lacrymale est par elle-même

peu grave et peu douloureuse (1) ; l'opération est facile , sans dangers et efficace.

3ᵉ Si l'on craignait l'endurcissement de la conjonctive et la sécheresse de l'œil, par suite de la suppression des larmes, on pourrait être rassuré, par la presque certitude de l'hypersécrétion des follicules ciliaires (glandes de Méibomïus , caroncule, conjonctive ,) qui peut, jusqu'à un certain point, *suppléer* à l'usage du fluide lacrymal , et par ce fait avéré, que dans tous les cas où l'on a extirpé complétement la glande lacrymale , pour cause de cancer , la conjonctive n'a pas été atteinte de cette dégénérescence.

4° Enfin, certains larmoiements chroniques, dus *uniquement* à une hypertrophie de la glande, et par suite, à une hypersécrétion des larmes, (maladie jusqu'à ce jour fort peu étudiée) et beaucoup de fistules lacrymales, plus ou moins

---

(1) M. le professeur Cloquet a publié dans les Archives générales de médécine, l'observation d'une extirpation de glande lacrymale cancéreuse, sur une femme qui ressentait de vives douleurs dans l'orbite, toutes les fois qu'elle voulait pleurer. Les auteurs qui ont rapporté les cas d'ablation de cette glande degénérée, ne mentionnent pas ce phénomène, et ils n'eussent sans doute pas manqué de le signaler, s'ils l'avaient observé. N'est-il pas possible, que cette espèce de névralgie orbitaire n'ait été plutôt le résultat de la lésion de quelques filets nerveux, incomplétement divisés par exemple, ou d'autres circonstances particulières, individuelles et par conséquent exceptionnelles? Ce qu'il y a de certain , c'est que, depuis cinq mois que notre malade est entièrement privé de la glande lacrymale gauche, il ne s'est pas plaint une seule fois de douleurs orbitaires, même lorsqu'on l'a fait pleurer artificiellement de l'œil droit , au moyen du suc d'ognon.

incurables par les moyens ordinaires, font quelquefois le tourment et le désespoir des malades, pendant une partie de leur existence.

C'est par suite de toutes ces considérations et inductions, que nous nous sommes décidé à pratiquer l'ablation de la glande lacrymale, et que nous avons eu le bonheur de réussir, dans les circonstances suivantes :

Le sieur Pelloin, 30 ans, jardinier à l'hospice de Larochefoucauld à Paris, était affecté depuis plus de dix années d'un larmoiement de l'œil gauche, des plus intenses et des plus incommodes. Plusieurs chirurgiens de Paris, (1) et entre autres, un professeur de la Faculté, praticien aussi distingué que consciencieux, avaient cru convenable à diverses reprises, de placer des canules à demeure, dans le canal nasal, d'après la méthode de Foubert, dite de Dupuy-

---

(1) Sept chirurgiens avant nous, avaient donné infructueusement leurs soins au sieur Pelloin ; parmi eux, l'on remarque MM. Blandin et Sichel.

M. Blandin, après avoir enlevé une canule, a employé la méthode par dilatation graduée, pendant environ cinq mois, puis a replacé une nouvelle canule, le tout sans succès.

M. Sichel a traité ce malade pendant six mois, au moyen des sangsues appliquées souvent dans les narines, des purgatifs salins deux fois par semaine, des pommades et des collyres astringents plusieurs fois par jour, le tout sans la moindre amélioration.

Cette citation n'est nullement faite pour critiquer la conduite de nos honorables confrères, mais bien pour indiquer seulement combien l'affection de Pelloin était demeurée réfractaire aux moyens connus jusqu'à ce jour, quoique dirigés par les mains les plus habiles.

tren; mais bientôt, on avait été forcé de les enlever, à cause des accidents qu'elles déterminaient, *sans remédier en aucune façon au larmoiement* qui était tel, que le malade ne pouvait rien distinguer sans confusion de l'œil gauche, et qu'il était obligé, quand il voulait se livrer à un travail minutieux et exigeant une certaine netteté de la vue, d'appliquer un bandeau sur l'œil larmoyant, dont l'usage était alors pour lui non seulement inutile, mais encore gênant et fatigant.

D'autres chirurgiens avaient mis en usage le clou de Scarpa, les collyres et les pommades de toutes espèces, les bains de vapeurs aromatiques, soufrées, etc.; enfin tous, ou presque tous les moyens préconisés en pareil cas, avaient été à-peu-près et successivement essayés *sans succès, pendant dix années consécutives.*

Quand le malade vint réclamer nos soins, il y a environ dix-huit mois, il nous dit qu'il était tellement incommodé de son larmoiement, et si fatigué de toutes les médications tentées inutilement pour le guérir, qu'il était décidé à tout, pour en être délivré; nous pratiquâmes alors le cathétérisme supérieur des voies lacrymales, et le canal excréteur nous parut sain dans toute son étendue : la cause du larmoiement était donc ailleurs que dans l'obstruction du sac ou du canal nasal; néanmoins, tout en faisant pressentir au malade la possibilité d'une opération nécessaire, que nous projettions déjà depuis longtemps, nous le soumîmes préalablement à un traitement médico-chirurgical qui ne dura pas moins d'une année, et par lequel nous renouvelâmes l'emploi de la plupart des moyens déjà employés infructueusement par d'autres confrères; rien ne fut épargné, traitement rationnel et même empyrique, méthodes perturbatrices de toutes natures; enfin, le malade plein de confiance dans nos soins, et

doué d'une patience et d'une résolution très-remarquables,
avait essayé sous nos yeux, du traitement le plus varié quoique le plus énergique, et après une année entière, il faut
bien en convenir, il n'était pas plus avancé en guérison que
le premier jour. L'œil gauche était couvert continuellement
par une espèce de voile liquide formé par les larmes, et à
chaque instant, une ou plusieurs gouttes coulaient sur ses
joues, ou nécessitaient l'emploi permanent du mouchoir;
du reste, les diverses membranes de l'œil étaient saines, il
n'y avait aucune tumeur du sac, aucune affection catarrhale
des follicules ciliaires; le malade affirmait n'avoir jamais été
atteint d'affections cutanées ou syphilitiques ; tout semblait donc indiquer une hypersécrétion de la glande lacrymale, due probablement à son hypertrophie.

C'est alors que nous nous décidâmes à tenter l'excision,
contrairement à l'opinion des chirurgiens le plus haut
placés dans la science, et qui ont soutenu que, lorsqu'il ne
s'agit que d'une hypertrophie, par sub-inflammation de la
glande lacrymale, il n'est pas nécessaire d'avoir recours à
l'extirpation, et qu'on peut *triompher* de cette affection, à
l'aide des antiphlogistiques et des résolutifs.

Or comme, dans l'espèce, aucun agent thérapeutique
n'avait été assez heureux pour triompher d'une maladie qui
durait déjà depuis dix ans, et qui faisait le désespoir du
malade, il était rationnel de penser que l'ablation de la
glande pouvait seule offrir quelques chances favorables.

L'opération fut faite à notre dispensaire, en présence de
MM. Micard et Jules Bobé pharmaciens, et Soulé, étudiant
en médecine.

Deux procédés ont été conseillés: celui d'Acrel, qui consiste à inciser les téguments, directement sur la glande, et
celui de M. Velpeau, au moyen duquel on prolonge la com-
missure externe vers la tempe par une incision horizon-

tale. Nous nous décidâmes pour le procédé d'Acrel, qui fut exécuté de la manière suivante :

Le malade étant assis sur un siége bas, placé obliquement devant le jour d'une croisée, et maintenu par un aide, comme pour l'opération de la cataracte, après avoir fait abaisser la paupière à la partie supérieure et externe de l'orbite, immédiatement au-dessous du sourcil, et au niveau du rebord orbitaire, l'aide fut chargé de tenir le bout supérieur du pli, tandis qu'avec le pouce et l'index de la main gauche, nous maintenions le bout inférieur ; alors prenant un petit scalpel à lame courte, nous incisâmes ce pli jusqu'à sa base, en dirigeant l'instrument du côté de la voute orbitaire,et de manière à faire une incision de 15 millimètres environ. Ensuite,avec deux airignes mousses,l'aide fut chargé d'écarter les bords de la plaie, tandis qu'au moyen d'une pince fine , nous disséquâmes avec précaution les parties intermédiaires, jusqu'à ce que nous fûmes arrivé dans la cavité orbitaire, ce dont nous nous aperçûmes facilement, par le défaut de résistance.

Une sonde cannelée fut alors introduite sous le fascia palpebralis, et nous débridâmes avec le scalpel. Il s'écoula fort peu de sang, et aussitôt le débridement achevé, nous aperçûmes le lobe palpébral de la glande, qui était si volumineuse, qu'elle dépassait sensiblement le rebord orbitaire ; nous saisîmes ce lobe avec une double airigne à strabisme, et avec des ciseaux courbes sur le plat et mousses aux extrémités, nous détachâmes ce lobe, qui avait presque le volume d'une petite amande, c'est-à-dire d'une glande lacrymale ordinaire. Le malade manifesta peu de douleur, l'opération fut prompte, et la plaie guérit en quelques jours, sans accidents et sans suppuration abondante. Nous pensions que cette excision du lobe antérieur pourrait peut-être suffire, attendu qu'il était probable que le reste de la glande s'atrophierait, et que la majeure partie des conduits vecteurs aurait été détruite ou oblitérée.

Cependant, une partie seulement de nos espérances se réalisa ; ce fut la diminution proportionnelle de la sécrétion des larmes qui se fit, pour ainsi dire, en raison directe de la portion de glande ainsi retranchée ; mais cette diminution restait encore insuffisante, et bien que l'incommodité fût moindre pour le malade, cependant elle n'atteignait pas complétement le but que nous avions, comme lui, désiré.

En conséquence, deux mois après cette première excision, nous fîmes une seconde opération, et nous enlevâmes alors tout le reste de la glande ; cette fois la plaie guérit encore plus promptement que la première.

Aujourd'hui, 5 mois environ après la seconde opération (octobre 1843), le malade est délivré de sa gênante incommodité, de ce larmoiement qui, suivant nous, ne pouvait provenir que d'une hypersécrétion de la glande lacrymale, puisqu'il n'existait aucune affection, au moins sensible et apparente, du conduit excréteur des larmes. Bien que nous n'ayons laissé aucun vestige de la glande lacrymale, l'œil gauche est pourtant encore un peu plus humide (1) que l'œil droit, mais sans que le malade en soit le moindrement incommodé ; car le matin, l'œil opéré est au moins aussi sec que l'autre ; Pelloin voit maintenant également bien des deux yeux, et chose remarquable, la narine gauche qui était restée sèche pendant dix années, est redevenue humide par moments, comme celle du côté opposé ! (2)

---

(1) Certain d'avoir enlevé la totalité de la glande, cette humidité ne peut provenir que de l'hypersécrétion, peut-être temporaire, des follicules ciliaires.

(2) Cette circonstance curieuse dépend-elle de la moins grande abondance du fluide lubrifiant et supplémentaire, ou de la dif-

2

Nous pouvons donc présenter ce résultat pratique comme vraiment utile et d'une application féconde pour l'avenir, soit pour la guérison radicale de certains larmoiements chroniques, réputés incurables par les moyens ordinaires, soit pour celle des tumeurs et fistules lacrymales, par l'oblitération du sac (méthode de Nannoni ou de Biangini), maintenant que l'on peut sans crainte, comme sans dangers, diminuer ou même supprimer la sécrétion des larmes, par un procédé opératoire , aussi facile d'exécution qu'innocent dans ses conséquences, et efficace dans ses résultats.

Nous disons procédé *facile* d'exécution, bien que Weller ait écrit, en parlant de l'extirpation de la glande lacrymale : « L'opération offre *beaucoup* de difficultés. » Weller, Traité des maladies des yeux, tome 1ᵉʳ, page 175.

C'est au contraire, suivant nous, une opération d'une grande simplicité, et offrant fort peu de difficultés sérieuses.

Nous disons opération *innocente* , puisqu'en sortant de notre dispensaire, le malade est allé se livrer à ses occupations ordinaires de jardinier, sans avoir été atteint de la moindre douleur, du plus petit accès de fièvre , ou du plus léger accident quelconque.

Enfin, nous disons opération *efficace dans ses résultats* , puisque nous avons été assez heureux, pour délivrer le malade d'une incommodité qui le tourmentait depuis dix années; contre laquelle tous les autres moyens ordinaires avaient échoué, et qui, sans exagération aucune, équivalait presque à la perte de l'organe, puisque le malade ne pouvait s'en servir utilement; aujourd'hui, au contraire, Pelloin est

---

férence de sa composition chimique? C'est ce que nous ne pouvons déterminer, quant à présent, d'une manière positive et absolue; mais nous espérons que de nouvelles expériences viendront éclairer plus tard ce phénomène digne d'intérêt.

non seulement délivré de cette gêne insupportable, mais encore a recouvré complètement l'usage de la vision ; c'est un fait incontestable, et, comme l'a dit d'une manière si pittoresque un auteur moderne : « *rien n'est brutal comme un fait.* »

Ainsi, en résumé les fistules lacrymales et les larmoiements chroniques sont, ainsi que le savent tous les praticiens, des affections des plus rebelles à toutes les médications connues, quoique dirigées par les mains les plus habiles. Aussi, l'on ne compte pas moins de dix méthodes différentes qui leur soient applicables, sans préjudice des innombrables procédés auxquels elles ont donné naissance. Est-ce une richesse de la science ? Oui, si l'on ne tient compte que de la *quantité*. Est-ce une pauvreté de l'art ? Sans aucun doute, si l'on juge par la *qualité*, ou les résultats obtenus jusqu'à ce jour.

Des milliers d'individus, affectés de fistules lacrymales, sont réputés incurables, après avoir inutilement eu recours aux conseils des chirurgiens le plus expérimentés. Est-ce à dire pour cela que l'art a prononcé en dernier ressort et sans appel ? ce serait bien triste à penser, en regard de son insuffisance, et de ses innombrables insuccès !...

Mais n'a-t-on pas pris jusqu'ici *l'effet* pour *la cause ?*

Pour notre compte, nous sommes porté à le croire, par suite de nos recherches et de nos expérimentations. L'ablation de la glande lacrymale ouvre, suivant nous, *une voie toute nouvelle* et beaucoup plus sûre, pour la guérison de la plupart des maladies de l'appareil lacrymal, même de celles réputées incurables par toutes les autres méthodes. Opération pour opération, nous préférons celle-la, parce qu'elle est prompte, facile, peu douloureuse, sans dangers et efficace. Et puis, que risque-t-on de la tenter quand les autres méthodes ont échoué ?

Ces méthodes d'ailleurs, sont=elles donc moins douloureuses pour les malades, plus promptes dans leur action , et plus efficaces dans leurs résultats ?

Il suffit de les passer rapidement en revue, pour se convaincre du contraire :

1° *Le traitement médical proprement dit* consiste dans des applications de sangsues sur la tumeur ou dans les narines, les purgatifs, les fumigations émollientes ou aromatiques, les pommades et les collyres astringents, etc. , etc.

De cette manière l'on traite souvent les malades *pendant des années* , sans la moindre amélioration; il y a sans doute des exceptions, mais elles sont rares; cela peut être profitable à certaines personnes, mais assurément ce n'est pas aux malades qui, dans le plus grand nombre de cas, ont ainsi perdu beaucoup de temps et d'argent.

2° *Les injections au moyen du cathétérisme supérieur ou inférieur.* L'expérience a suffisamment fait justice de cette autre méthode , *qui fait prend patience* aux malades, bien plus qu'elle ne les guérit. Les liquides qu'on injecte sont ou ne sont pas médicamenteux. Quand on emploie l'eau simple, au moyen de la seringue d'Anel, terminéepar un syphon capillaire, on peut, tout au plus *nettoyer temporairement* le mucus épaissi du sac lacrymal ou des conduits du même nom; mais modifier la muqueuse malade, gonflée, hypertrophiée, fongueuse, granuleuse, ulcérée, oh! jamais, jamais.

Les injections médicamenteuses, et préparées tantôt avec la belladone, le sulfate de cuivre ou de zinc, le tannin, l'acétate de plomb, l'azotate d'argent, ne sont guère plus efficaces, par la raison qu'on en introduit trop peu , qu'elles ne sont pas assez longtemps en contact avec les tissus malades, et que d'ailleurs, on ne peut les employer qu'à dose faible, à cause de leur action sur la conjonctive, quand surtout, comme on le dit vulgairement, le canal étant obstrué, l'injection ne peut passer par le nez, et reflue par les conduits lacrymaux.

A-t-on recours aux injections, au moyen du cathétérisme inférieur, par le procédé de M. Gensoul? d'abord
cette opération, si facile sur le cadavre, pour peu qu'on s'y
soit exercé quelquefois, est d'une assez grande difficulté
sur le vivant ; elle est très incommode et fort désagréable
aux malades, et si l'on n'apporte pas une extrême adresse
et une grande légèreté dans l'opération, on brise le cornet
inférieur, et l'on détermine des accidents assez graves; et
tout cela encore une fois pour quoi faire ? — Pour amener
un peu de liquide médicamenteux dans le sac lacrymal,
liquide qui souvent passe dans l'arrière-gorge, et est avalé
involontairement par le malade.

Nous avons cherché bien longtemps, des malades guéris
par cette méthode, surtout dans les cas de seconde période
au moins, de la fistule lacrymale, et nous sommes encore à
les trouver ; peut-être dira-t-on que nous n'avons pas assez
bien cherché; c'est possible, mais l'on conviendra, néanmoins,
qu'ils doivent être bien rares ces malades, quand nous n'a-
vons pu, depuis plusieurs années, en rencontrer UN SEUL,
dans les grands hôpitaux de Paris, où les fistules lacrymales
sont en si grand nombre.

3° *La compression du sac.* C'est un bon moyen , surtout
dans la première période des tumeurs lacrymales, et quand
il est convenablement employé. Mais cette compression est
très-limitée dans son action, rarement bien faite, et promptement abandonnée par les malades ou leurs médecins , à
cause même de ces difficultés d'application. D'ailleurs, il ne
faut pas demander à la compression plus qu'elle ne peut tenir, et évidemment dans beaucoup de fistules, elle sera ineffi-
cace ou dangereuse. C'est donc une méthode d'exception, et
seulement adjuvante dans certains cas; mais voilà tout, rien
de plus, rien de moins.

4° *La dilatation du canal nasal.* Ceux qui cherchent à
l'obtenir emploient, suivant les pays et certaines conve-

nances particulières, des cordes à boyau, des bougies dilatantes de toutes espèces, etc. Quand on est parvenu à introduire les instruments dilatants du plus gros diamètre, ce qui est du reste assez long et assez douloureux, on les retire, on ferme la plaie, et quinze jours ou un mois après cette prétendue guérison, *le malade n'est pas plus avancé que le premier jour*.

5° *Le séton* compte quelques guérisons, dans les cas surtout, de simple engorgement catarrhal du sac lacrymal ou du canal nasal. Mais en échange, que d'insuccès ne compte-t-il pas ? que d'ulcérations et d'oblitérations des points lacrymaux n'a-t-il pas produits ? Combien d'autres fois n'a-t-il réussi qu'à faire souffrir inutilement les malades.

6° *Le stylet à demeure.* Ware et Scarpa ont donné une grande vogue à cette méthode. Ware employait une tige de fer, Scarpa un clou de plomb, à titre de *conducteurs des larmes*, comme ils disaient. Nous avons vu un grand nombre de malades soumis à ce traitement, pendant fort longtemps, et nous n'avons pu constater que fort peu de guérisons définitives ; très-souvent, au contraire, quand on croyait les malades guéris, ils avaient des *rechutes*, et il fallait tout recommencer.

7° *La canule à demeure.* Foubert a, dit-on, le premier employé ce moyen, qui était à peu près *abandonné depuis longtemps*, quand Dupuytren s'en empara, pour le remettre en faveur. Il fit faire de nouvelles canules, des instruments pour les placer et les retirer, et sa grande réputation chirurgicale aidant, ce fut, pendant quelques années, *la meilleure ressource de l'art.* Aujourd'hui c'est un moyen jugé et usé ; peu de chirurgiens l'emploient, et tous ceux qui seront de bonne foi, conviendront que c'est une ressource sur laquelle on ne peut pas compter, qui rarement soulage l malade au delà de deux ou trois ans, et qui souvent donne lieu à des accidents fort graves ; la science en possède des exemples nombreux.

8o *La formation d'un canal artificiel.* Ne sait-on pas que tous les canaux artificiels dans nos tissus, ont la plus grande tendance à s'oblitérer très promptement. Il n'y a probablement pas *un seul* cas de guérison durable, par cette méthode, qui ne puisse être, avec raison, contesté.

9o *La simple cautérisation.* C'est un bon moyen sans doute, quoique lent et douloureux. Mais sait-on bien toujours en mesurer l'action, sur des tissus malades et cachés ? c'est au moins douteux, et avant l'opération que nous proposons, on s'exposait à l'oblitération du sac et à la *substitution d'un larmoiement perpétuel et incurable.*

10° *L'adhésion intime des parois du sac.* (Méthode dite de Nannoni.) Ici, c'est presqu'à coup sûr qu'on guérit le malade de la fistule, mais en substituant une autre maladie tout aussi gênante, et réputée incurable avant notre opération, le LARMOIEMENT.

L'ablation de la glande lacrymale vient heureusement combler cette lacune, et offrir une ressource nouvelle aux opérateurs et aux malades.

Car qui pourrait nier, dans l'état actuel de la science, que beaucoup de tumeurs et de fistules lacrymales ne sont si rebelles à guérir, qu'à cause des conditions dans lesquelles se trouvent l'organe sécreteur des larmes et le fluide sécrété ?

Qui pourrait maintenant préciser les différences de composition chimique, ou d'altération relative des larmes, dans une foule de maladies, si peu connues, de la glande lacrymale ? Des recherches ultérieures viendront sans doute, éclairer ces points encore fort obscurs de la pathologie oculaire ; mais en attendant, accueillons les faits accomplis et acquis à la thérapeutique, et acceptons comme un progrès réel L'ABLATION DE LA GLANDE LACRYMALE, AVEC OU SANS OBLITÉRATION DU SAC, APPLIQUÉE AU TRAITEMENT DES FISTULES LACRYMALES, ET DES LARMOIEMENTS CHRONIQUES RÉPUTÉS INCURABLES.

Un seul fait sans doute ne peut jamais suffire pour faire loi dans les sciences; mais par cela même, qu'une opération a réussi une fois, elle peut réussir encore, et alors elle ac_quiert une grande portée d'avenir, quand surtout l'application peut s'en faire à une maladie aussi fréquente, aussi incommode, et aussi difficile à guérir que la fistule lacrymale et le larmoiement chronique.

Nous avons déjà eu l'honneur de présenter ce malade intéressant à plusieurs médecins et élèves qui suivaient notre cours de chirurgie oculaire à l'école pratique; mais nous aurions cru n'avoir atteint qu'incomplétement notre but, si nous ne nous étions empressé de faire connaître aux académies des sciences et de médecine (1) le résultat de recherches, suivant nous, d'une grande utilité pratique, dans le traitement des maladies de l'appareil lacrymal, qui, jusqu'à ce jour, ont fait le désespoir des médecins et des malades.

---

(1) Le 17 juillet 1843, nous avons envoyé à l'Institut de France (Académie royale des Sciences), un paquet cacheté, dont le dépôt a été accepté sous le numéro 348 ; ce pli renfermant la communication sommaire du succès de notre opération, et de la possibilité de ses utiles applications, aux maladies de l'appareil lacrymal, a été ouvert, sur notre demande, dans la séance du 16 octobre 1843, en même temps que nous adressions ce travail à l'Académie.

Le 17 octobre 1843, le malade opéré et guéri a été présenté par nous à l'Académie Royale de Médecine.